AF402595

USAGE DU THÉ,

ORDONNÉ

PAR LE MÉDECIN DE LA MONTAGNE

MICHEL SCHOUPACH,

DE LANGNAU, EN SUISSE,

Précédé de la Description physique de cet Arbriſſeau, & de ſon uſage en Chine.

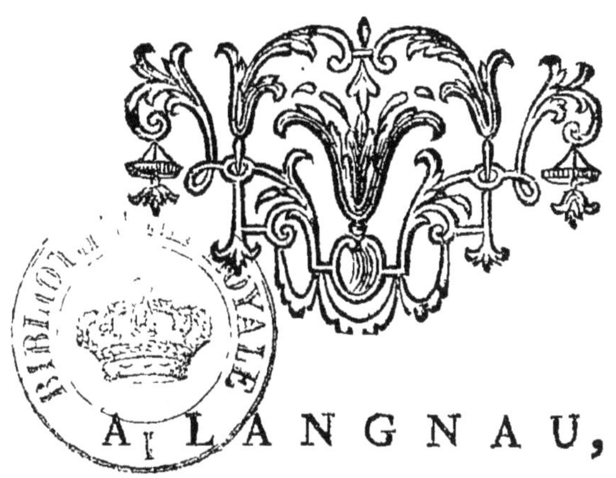

A LANGNAU,

Et ſe trouve A PARIS,

Chez la LACOMBE, Libraire, rue Chriſtine.

1775.

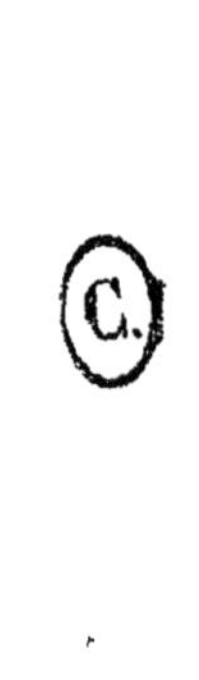

USAGE DU THÉ.

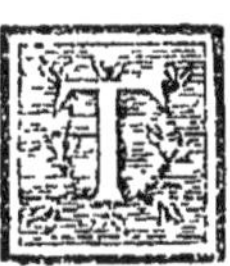HÉ, *f. m.* (Bot. Exot.) C'eſt une petite feuille deſſéchée, roulée, d'un goût un peu amer, légérement aſtringent, agréable, d'une douce odeur, qui approche de celle du foin nouveau & de la violette.

L'arbriſſeau qui porte le *Thé*, s'appelle *Chaa*, par C. B. P. 147. *Thea frutex, bont. eronymo affinis, arbor orientalis, nucifera, flore roſeo*, Pluk. Phyt. mais cet arbriſſeau eſt encore mieux défini par Kœmpfer; *Thea frutex, folio ceraſi, flore roſex ſylveſtris, fructi unicocco, bicocco & ut plurimùm tricocco;* c'eſt-à-dire, qu'il a la feuille de ceriſier, la fleur ſemblable à la roſe des champs, & que ſon fruit n'a qu'une ou deux, ou tout au plus trois coques: les Chinois le nomment *Theh*, les Japonois *Tsjaa* ou *Tsjanoky*.

Ce qu'il y a de plus commode dans une plante ſi débitée, c'eſt qu'elle n'occupe point de terrein qui puiſſe ſervir à d'autres; ordinairement on en fait les bordures des champs de bled ou de riz,

A 2

& les endroits les plus ſtériles ſont ceux où elle vient le mieux ; elle croît lentement & s'éleve à la hauteur d'une braſſe & quelque choſe de plus ; ſa racine eſt noire, ligneuſe & jette irréguliérement ſes branches ; la tige en fait de même de ſes rameaux & de ſes rejetons. Il arrive aſſez ſouvent qu'on voit ſortir enſemble du même tronc pluſieurs tiges ſi ſerrées l'une contre l'autre, & qui forment une eſpece de buiſſon ſi épais, que ceux qui n'y regardent pas d'aſſez près, croient que c'eſt un mauvais arbriſſeau, au lieu que cela vient de ce que l'on a mis pluſieurs graines dans la même foſſe.

L'écorce de cet arbriſſeau eſt couverte d'une peau fort mince, qui ſe détache lorſque l'écorce devient ſéche ; ſa couleur eſt de châtaigne, griſâtre à la tige & tirant ſur le verdâtre ; ſon odeur approche fort de celle des feuilles du noiſetier, excepté qu'elle eſt plus déſagréable; ſon goût eſt amer, dégoûtant & aſtringent; le bois eſt dur, compoſé de fibres fortes & épaiſſes, d'une couleur verdâtre tirant ſur le blanc, & d'une odeur fort rebutante quand il eſt verd, la moëlle eſt fort adhérente au bois.

Les feuilles tiennent à une queue ou pédicule court, gros & verd, aſſez rond & uni en deſſous, mais creux & un peu comprimé au côté oppoſé; elles ne tombent jamais d'elles-mêmes, parce que

l'arbriffeau eft toujours verd, & il faut les arra-
cher de force ; elles font d'une fubftance moyen-
ne, entre la membreufe & la charnue, mais
de différente grandeur ; les plus grandes font de
deux pouces de long, & ont un peu moins de
deux pouces dans leur plus grande largeur : en
un mot, lorfqu'elles ont toutes leur crue, elles
ont parfaitement la fubftance, la grandeur, la
couleur & la figure du griottier des vergers,
que les Botaniftes nomment *cerafus hortenfis, fruc-
tu acido ;* mais lorfqu'elles font tendres, qui eft
le temps qu'on les cueille, elles approchent davantage des feuilles de ce l'on appelle *eronymus
vulgaris fruēlu acido,* excepté pour la couleur.

Ces feuilles, d'un petit commencement, deviennent à peu près rondes, puis s'élargiffent
davantage, & enfin elles finiffent en une pointe
piquante, quelques - unes font de figure ovale,
un peu pliées, ondées irréguliérement fur la lon-
gueur, enfoncées au milieu, & ayant les extré-
mités recourbées vers le dos ; elles font unies des
deux côtés, d'un verd fale & obfcur, un peu plus
clair fur le derriere, où les nerfs étant élevés,
forment tout autant de fillons du côté oppofé.

Elles font dentelées ; la denture en eft un peu
recourbée, dure, obtufe & fort preffée, mais les
pointes font de différentes grandeurs ; elles font
traverfées au milieu par un nerf fort remarqua-

ble, auquel répond, du côté opposé, un profond fillon ; il fe partage de chaque côté en fix ou fept côtes de différentes longueurs, courbées fur le derriere près du bord des feuilles ; de petites veines s'étendent entre les côtes traverfieres.

Les feuilles, lorfqu'elles font fraîches, n'ont aucune fenteur, & ne font pas abfolument auffi défagréables au goût que l'écorce, quoiqu'elles foient aftringentes, & tirant fur l'amer ; elles différent beaucoup les unes des autres en fubftance, en grandeur & en figure ; ce qui fe doit attribuer à leur âge , à leur fituation & à la nature du terroir où l'arbriffeau eft planté ; de-là vient que l'on ne peut juger de leur grandeur ou de leur figure lorfqu'elles font féchées & portées en Europe. Elles affecteroient la tête, fi on les prenoit fraîches, parce qu'elles ont quelque chofe de narcotique , mais qui fe perd lorfqu'elles font féchées.

En automne, les branches de cet arbriffeau font entourées d'un grand nombre de fleurs, qui continuent de croître pendant l'hiver ; elles fortent une à une , ou deux à deux, des aîles des feuilles , & ne reffemblent pas mal aux rofes fauvages ; elles ont un pouce ou un peu plus de diametre, & font compofées de fix pétales ou feuilles , dont une ou deux fe retirent & n'approchent pas de la grandeur & de la beauté des autres ; ces pétales ou feuilles font rondes & creufes, & tiennent à des pellicules de demi-pouce de long, qui, d'un com-mencement petit & délicat, deviennent infen-fiblement plus grandes ; leur extrémité fe ter-mine en un nombre incertain, ordinairement de cinq ou fix enveloppes, petites & rondes, qui tiennent lieu de calice à la fleur ; ces fleurs font d'un goût défagreable, tirant fur l'amer ; on voit au fond de la fleur un grand nombre d'étamines blanches, extrêmement petites, comme dans les rofes ; le bout en eft jaune & ne reffemble pas mal à un cœur. Kœmpfer nous affure qu'il a compté deux cent trente de ces étamines dans une feule fleur.

Aux fleurs fuccédent les fruits en grande abon-dance ; ils font d'une, de deux & plus commu-nément de trois coques, femblables à celles qui contiennent la femence du riem, compofées de trois coques rondes, de la groffeur des prunes fauvages qui croiffent enfemble à une queue commune, comme à un centre, mais diftinguées par trois divifions affez profondes.

Chaque coque contient une gouffe, une noi-fette & la graine ; la gouffe eft verte, tirant fur le noir lorfqu'elle eft mûre ; elle eft d'une fubftance graffe, membraneufe & un peu ligneufe, s'en-trouvrant au-deffus de fa furface, après qu'elle a demeuré un an fur l'arbriffeau, & laiffant voir la noifette qui y eſt renfermée ; cette noifette eſt preſque ronde, fi ce n'eſt du côté où les trois coques fe joignent ; elle eſt un peu comprimée ; elle a une écaille mince, un peu dure, polie, de couleur de châtaigne, qui étant caffée fait voir un pepin rougeâtre, d'une fubſtance ferme comme celle des avelines, d'un goût douceâtre, affez défa‑gréable au commencement, devenant dans la fuite plus amer comme le fruit du noyau de cerife : les pepins contiennent beaucoup d'huile, & ran‑ciffent fort aifément, ce qui fait qu'à peine deux entre dix germentl orfqu'ils font femés. Les Ja‑ponois ne font aucun ufage ni des fleurs ni des pepins.

Ce n'eſt pas une chofe fort aifée que la récolte du *Thé* ; voici de quelle façon elle fe fait au Ja‑pon. On trouve, pour ce travail, des Ouvriers à la journée qui n'ont point d'autres métiers ; les feuilles ne doivent point être arrachées à pleines mains, il faut les tirer avec beaucoup de précaution une à une, & quand on n'y eſt pas ſtylé, on n'a‑vance pas beaucoup en un jour : on ne les cueille pas toutes en même temps ; ordinairement la ré‑colte fe fait à deux fois, affez fouvent à trois. Dans ce dernier cas, la premiere récolte fe fait vers la fin du premier mois de l'année Japonoife, c'eſt‑à‑dire, les premiers jours de Mars ; les feuilles alors n'ont que deux ou trois jours ; elles font en petit nombre, fort tendres & à peine déployées ; ce font les plus eftimées & les plus rares ; il n'y a que les Princes & les perfonnes aifées qui en puif-fent acheter, & c'eft pour cette raifon qu'on leur donne le nom de *Thé impérial* ; on l'appelle auffi *Fleur de Thé*.

Le *Thé impérial*, quand il a toute fa prépa-ration, s'appelle *ticki tsjaa*, c'eft-à-dire, *Thé mou-lu*, parce qu'on le prend en poudre dans de l'eau chaude : on lui donne auffi le nom d'*Udfi tsjaa* & de *tacki facki tsjaa*, de quelques endroits particu-liers où il croît ; le plus eftimé en Japon eft celui d'*Udfi*, petite Ville affez proche de Meaco. On prétend que le climat y eft le plus favorable de tous à cette plante.

Tout le *Thé* qui fert à la Cour de l'Empereur, & dans la famille Impériale, doit être cueilli fur une montagne qui eft proche de cette Ville, auffi n'eft-il pas concevable avec quel foin & quelle précaution on le cultive : un foffé large & profond environne le plan ; les arbriffeaux y font difpofés en allées, qu'on ne manque pas un feul jour de balayer : on porte l'attention jufqu'à empêcher qu'aucune ordure ne tombe fur les feuilles ; & lorfque la faifon de les cueillir appro-che, ceux qui doivent y être employés s'abftien-nent de manger du poiffon & de toute autre viande qui n'eſt pas nette, de peur que leur haleine ne corrompe les feuilles : outre cela, tant que la ré-colte dure, il faut qu'ils ſe lavent deux ou trois fois par jour dans de l'eau chaude & dans la riviere, & malgré tant de précaution pour ſe tenir propre, il n'eſt pas permis de toucher les feuilles avec les mains, il faut avoir des gants.

Le principal Pourvoyeur de la Cour Impé-riale pour le *Thé*, a l'inſpection ſur cette mon-tagne qui forme un très-beau point de vue ; il y entretient des Commis pour veiller à la culture de l'arbriſſeau, à la récolte & à la préparation des feuilles, & pour empêcher que les bêtes & les hommes ne paſſent le foſſé qui environne la mon-tagne : pour cette raiſon on a ſoin de le border en pluſieurs endroits d'une forte haie.

Les feuilles ainſi cueillies & préparées de la maniere que nous dirons bientôt, ſont miſes dans des ſacs de papier, qu'on renferme en-ſuite dans des pots de tetre ou de porcelaine, & pour mieux conſerver ces feuilles délicates, on acheve de remplir les pots avec du *Thé* com-mun. Le tout ainſi bien empaqueté, eſt envoyé à la Cour ſous bonne & ſûre garde, avec une nombreuſe ſuite.

De-là vient le prix exorbitant de ce *Thé im-périal ;* car en comptant tous les frais de la cul-ture de la récolte, de la préparation & de l'envoi,

un kin monte à trente ou quarante thaels, c'eſt-
à-dire, à quarante-deux ou quarante-ſix écus ou
onces d'argent.

Le Thé des feuilles de la ſeconde eſpece, s'ap-
pelle, dit Kœmpfer, *Tootsjaa*, c'eſt-à-dire, Thé
Chinois, parce qu'on le prépare à la maniere des
Chinois.

Ceux qui tiennent des Cabarets à *Thé*, ou qui
vendent le *Thé* en feuilles, ſous-diviſent cette eſpece
en quatre autres, qui différent en bonté & en prix.
Celles de la quatrieme ſont ramaſſées pêle-mêle,
ſans avoir égard à leur bonté, ni à leur grandeur,
dans le temps qu'on croit que chaque jeune bran-
che en porte dix ou quinze au plus; c'eſt de
celui-là que boit le commun Peuple. Il eſt à ob-
ſerver que les feuilles, tout le temps qu'elles de-
meurent ſur l'arbriſſeau, ſont ſujettes à de prompts
changemens, eu égard à leur grandeur & à leur
bonté; de ſorte que ſi on néglige de les cueillir à
propos, elles peuvent perdre beaucoup de leur
vertu en une ſeule nuit.

On appelle *Bantsjaa* celles de la troiſieme eſpece;
& comme elles ſont la plupart fortes & groſſes,
elles ne peuvent être préparées à la maniere des
Chinois, c'eſt-à-dire, ſéchées ſur des poëles &
friſées; mais comme elles ſont abandonnées aux
petites gens, il n'importe de quelle maniere on
les prépare.

Dès que les feuilles de Thé font cueillies, on les étend dans une platine de fer qui eft fur du feu, & lorfqu'elles font bien chaudes, on les roule avec la paume de la main, fur une natte rouge très-fine, jufqu'à ce qu'elles foient toutes frifées ; le feu leur ôte cette qualité narcotique & maligne dont j'ai parlé, & qui pourroit offenfer la tête : on les roule encore pour les mieux conferver, & afin qu'elles tiennent moins de place, mais il faut leur donner ces façons fur le champ, parce que fi on les gardoit feulement une nuit, elles fe noirciroient & perdroient beaucoup de leur vertu : on doit auffi éviter de les laiffer long-temps en monceaux, elles s'échaufferoient & d'abord fe corromproient. On dit qu'à la Chine on commence par jeter les feuilles de la premiere récolte dans de l'eau chaude, où on les tient l'efpace d'une demi minute, & que cela fert à les dépouiller plus aifément de leur qualité narcotique.

Ce qui eft certain, c'eft que cette premiere préparation demande un très-grand foin.

On fait chauffer d'abord la platine dans une efpece de four où il n'y a qu'un feu très-modéré ; quand elle a le degré convenable de chaleur, on jette dedans quelques livres de feuilles que l'on remue fans ceffe ; quand elles font fi chaudes que l'Ouvrier a peine à y tenir la main, il les retire & les répand fur une autre platine pour y être roulées.

(13)

Cette feconde opération lui coûte beaucoup, il fort de ces feuilles rôties un jus de couleur jaune, tirant fur le verd, qui lui brûle les mains, & malgré la douleur qu'il fent, il faut qu'il continue ce travail jufqu'à ce qu'elles foient refroidies, parce que la frifure ne tiendroit point, fi les feuilles n'étoient pas chaudes; de forte qu'il eft obligé même de les remettre deux ou trois fois fur le feu. Il y a des gens délicats qui les y font remettre jufqu'à fept fois, mais en diminuant toujours par degré la force du feu; précaution néceffaire pour conferver aux feuilles une couleur vive, qui fait une partie de leur prix. Il ne faut pas manquer auffi de laver à chaque fois la platine avec de l'eau chaude, parce que le fuc qui eft exprimé des feuilles s'attache à fes bords, & que les feuilles pourroient s'en imbiber de nouveau.

Les feuilles ainfi frifées, font jetées fur le plancher, qui eft couvert d'une natte, & on fépare celles qui ne font pas fi bien frifées ou qui font trop rôties. Les feuilles de *Thé impérial* doivent être rôties à un plus grand degré de féchereffe, pour être plus aifément moulues & réduites en poudre; mais quelques-unes de ces feuilles font fi jeunes & fi tendres, qu'on les met d'abord dans de l'eau chaude, enfuite fur un papier épais, puis on les fait fécher fur les charbons, fans être roulées, à caufe de leur extrême petiteffe. Les gens de la campagne ont une méthode plus courte, & y font bien moins de façon, ils fe contentent de rôtir les feuilles dans des chaudieres de terre fans autre préparation. Leur *Thé* n'en eft pas moins eftimé des connoiffeurs, & il en eft beaucoup moins cher.

C'eft par tout Pays que les façons, même les plus inutiles, font prefque tout le prix des chofes, parmi ceux qui n'ont rien pour fe diftinguer du Public que la dépenfe. Il paroît même que ce *Thé commun* doit avoir plus de force que le *Thé impérial*, lequel, après avoir été gardé pendant quelques mois, eft encore remis fur le feu, pour leur ôter, dit-on, une certaine humidité qu'il pourroit avoir contractée dans la faifon des pluies ; mais on prétend qu'après cela il peut être gardé long-temps, pourvu qu'on ne lui laiffe point prendre l'air, car l'air chaud du Japon en diffiperoit aifément les fels volatils, qui font d'une grande fubtilité. En effet tout le monde convient que ce *Thé*, & à proportion tous les autres, les ont prefque tous perdus quand ils arrivent en Europe, quelque foin que l'on prenne de les tenir bien enfermés. Kœmpfer affure qu'il n'y a jamais trouvé, hors du Japon, ni ce goût agréable, ni cette vertu modérément rafraîchiffante qu'on y admire dans le Pays.

Les Japonois tiennent leurs proviſions de *The* - commun dans des grands pots de terre , dont l'ouverture eſt fort étroite. Le *Thé impérial* ſe conſerve ordinairement dans des vaſes de porcelaine , & particuliérement dans ceux qui ſont très-anciens & d'un fort grand prix. On croit communément que ces derniers non-ſeulement conſervent le *Thé*, mais qu'ils en augmentent la vertu.

L'arbriſſeau de la Chine , qui porte le *Thé*, differe peu de celui du Japon ; il s'éleve à la hauteur de trois , de quatre ou de cinq pieds tout au plus ; il eſt touffu , & garni de quantité de rameaux. Ses feuilles ſont d'un verd foncé , pointues , longues d'un pouce , larges de cinq lignes , dentelées en leur bord en maniere de ſcie ; ſes fleurs ſont en grand nombre , ſemblables à celles du roſier ſauvage , compoſées de ſix pétales blanchâtres ou pâles , portées ſur un calice partagé en ſi petits quartiers ou petites feuilles , rondes , obtuſes & qui ne tombent pas. Le centre de ces fleurs eſt occupé par un nombreux amas d'étamines , environ deux cents , jaunâtres. Le piſtil ſe change en un fruit ſphérique , tantôt à trois angles & à trois capſules , & ſouvent à une ſeule. Chaque capſule renferme une graine qui reſſemble à une aveline , par ſa figure & ſa groſſeur , couverte d'une coque mince , liſſe , rouſſeâtre, excepté la baſe qui eſt blanchâtre. Cette graine contient une amande blanchâtre, huileuſe, couverte d'une pellicule mince & griſe, d'un goût douceâtre d'abord, mais enſuite amer, excitant des envies de vomir, & enfin brûlant & fort deſſéchant. Ses racines ſont minces, fibreuſes, & répandues ſur la ſurface de la terre. On cultive beaucoup cette plante à la Chine ; elles ſe plaît dans les plaines tempérées & expoſées au ſoleil & dans des terres ſablonneuſes ou trop graſſes.

On apporte beaucoup de ſoin & d'attention pour le *Thé* de l'Empereur de la Chine, comme pour celui de l'Empereur du Japon ; on fait un choix ſcrupuleux de ſes feuilles, dans la ſaiſon convenable. On cueille les premieres qui paroiſſent au ſommet des plus tendres rameaux ; les autres feuilles ſont d'un prix médiocre. On les ſéche toutes à l'ombre, & on les garde ſous le nom de *Thé impérial* : parmi ces feuilles on ſépare encore celles qui ſont plus petites, de celles qui ſont plus grandes, car le prix varie ſelon la grandeur des feuilles ; plus elles ſont grandes, plus elles ſont cheres.

Le *Thé roux* que l'on appelle *Thé bohea*, eſt celui qui a été froiſſé & plus rôti : c'eſt de-là que vient la diverſité de la couleur & du goût.

Les Chinois, dont nous ſuivons la méthode,

verſent de l'eau bouillante ſur les feuilles entieres de *Thé*, que l'on a miſes dans un vaiſſeau deſtiné à cet uſage, & ils en tirent la teinture ; ils y mêlent un peu d'eau claire pour en tempérer l'amertume, & la rendre plus agréable ; ils la boivent chaude.

Le plus ſouvent en buvant cette teinture, ils tiennent du ſucre dans leur bouche, ce que font rarement les Japonois ; enſuite ils verſent de l'eau une ſeconde fois, & ils en tirent une nouvelle teinture, qui eſt plus foible que la premiere ; après cela ils jettent les feuilles.

Les Chinois & les Japonois attribuent au *Thé* des vertus merveilleuſes, comme il arrive à tous ceux qui ont éprouvé quelque ſoulagement ou quelque avantage d'un remede agréable ; car quoique la Médecine ſoit cultivée à la Chine, & que ſon étude y ait toujours été fort en honneur, ils n'accablent pas les malades de remedes, comme nous faiſons en Europe. Les Médecins Chinois reconnoiſſent deux principes de la vie, le yang ou la chaleur vitale, & l'In ou l'humide radical ; les eſprits & le ſang en ſont le véhicule.

De ces deux noms & de leurs caracteres, ils ont compoſé le nom & le caractere de l'homme qu'ils appellent Jin dans leur langue. Suivant leur doctrine, ces deux principes de la vie ſont logés

B

dans toutes les parties du corps , pour leur communiquer le mouvement & la force.

L'ufage de la faignée eft très-rare à la Chine , quoiqu'il y foit connu. Celui du clyftere eft venu aux Chinois des Portugais de Macar ; mais ils l'appellent remede des Barbares, parce qu'ils l'ont reçu des Européens. En un mot, toute la fcience de la Médecine confifte, parmi eux , dans la connoiffance du pouls, & dans l'ufage des fimples, qu'ils ont en grand nombre , & qu'ils regardent comme de fouverains fpécifiques dans plufieurs maladies , tels que l'infufion de Thé pris en grande quantité. Ils prétendent que le battement du pouls leur fait découvrir , non-feulement la caufe d'une maladie , mais la partie même du corps où il réfide. En effet leurs Médecins leur prédifent exactement tous les fymptômes , & c'eft à cette fcience qu'ils doivent leur réputation.

Ils obfervent deux chofes dans le mouvement du pouls, l'endroit où il fe fait fentir, & fa durée. De-là vient qu'ils ont affigné divers endroits du corps , où le pouls doit être examiné , & qu'ils fe font fait des regles pour mefurer le temps des pulfations.

Lorfqu'ils font appellés près d'un malade , ils mettent d'abord un oreiller fous fon bras, & plaçant quatre doigts au long de l'artere, quelquefois doucement, quelquefois avec une preſſion plus forte, ils examinent long-temps les pulſations, en s'efforçant de diſtinguer les moindres différences. Le plus ou le moins de vîteſſe ou de lenteur, de foibleſſe ou de force, d'uniformité ou d'irrégularité, leur ſert à découvrir la cauſe de la maladie ; & ſans faire la moindre queſtion au malade, ils lui diſent s'il a mal à la tête, à l'eſtomac ou au ventre, & ſi c'eſt la rate ou le foie qui eſt affecté. Ils lui annoncent auſſi quand il peut eſpérer du ſoulagement, quand l'appétit lui viendra, & quand il ſera tout-à-fait délivré de ſa maladie.

Après avoir rendu la ſanté aux malades par de ſimples décoctions, on emploie des cordiaux pour bannir tous les reſtes de la maladie, & rétablir parfaitement les forces. Ils ſont compoſés d'herbes, de feuilles, de racines, de fruits & de ſemences ſéches. Les Médecins Chinois permettent de boire de l'eau dans toutes ſortes de maladies, mais ils ordonnent qu'elle ſoit bouillie. Ils défendent ordinairement toute autre eſpece de nourriture. Dans un corps indiſpoſé, l'eſtomac, diſent-ils, n'eſt pas capable de faire ſes fonctions naturelles, & les moindres alimens ne peuvent produire qu'une mauvaiſe digeſtion.

Il paroît que c'eſt d'après ces principes, que le Docteur Michel Schoupach a fondé ſa nou-

velle théorie de Médecine , & qu'il ordonne l'infufion du Thé des Chinois , comme un des fimples le plus abondanr en parties volatiles & fpi-
ritueufes , étant cordial & diurétique , propre à
épurer la maffe du fang , à rectifier fon mouvement , & à nettoyer fes filtres , d'où il s'enfuit
néceffairement qu'il remédie aux palpitations de
cœur , à l'embarras des poumons , à l'érofion
de leurs vaiffeaux , & aux fievres intermittentes.
Pour rendre plus efficace cette boiffon à quelque
perfonne qui ont l'eftomac foible , il leur recommande d'ajouter à chaque taffe de Thé une
cuillerée d'eau de cerife , ce qui rend cette boiffon fort agréable. Les Chinois en ufent différemment qu'en Europe , en la prenant en plus
grande quantité & plus fréquemment. Ils fe fer-
vent pour boire cette liqueur de petits bols ou
jattes de porcelaine , qui contiennent une douzaine de nos taffes , & fe gardent bien , comme
l'on fait en Europe , d'en diminuer la vertu en y
mêlant du lait , qui ne peut qu'affoiblir confidé-
rablement la qualité narcotique & balfamique de
cette plante.

Le Docteur Michel Schoupach , habitant les
Montagnes de Suiffe , parmi les fimples qu'il con-
feille à fes malades , ordonne effentiellement le
Thé de la Chine , pris en grande quantité , comme un remede puiffant contre une infinité de

maux ; & comme ayant particuliérement la vertu
d'aiguiſer l'appétit , moyennant que l'infuſion
ſoit ſuffiſamment chargée, c'eſt-à-dire, une once
pour un bol d'une douzaine de taſſes. Il lui attri-
bue des qualités infiniment ſupérieures au Thé
Suiſſe , vulgairement nommé *Euphraiſe* , qui , par
le mêlange des différentes herbes qui le compo-
ſent, ne peut produire aucun bon effet , au lieu
que celui de la Chine, ſans mêlange d'autres ſimples , excite la tranſpiration , en donnant par ſa
qualité balſamique du reſſort aux ſolides ; mais il
y apporte une condition eſſentielle , qui eſt de
ne point boire le Thé trop chaud , comme cela
eſt d'uſage très- communément. Il eſt perſuadé
que c'eſt de cet abus pernicieux , ſur-tout pour
les femmes , que réſulte le dérangement de leur
eſtomac , iequel ne pouvant plus faire ſes fonctions , influe par une ſuite néceſſaire ſur toutes
les opérations du corps.

Combien de perſonnes vivent dans une parfaite ſécurité à cet égard , & qui ſe ſont fait une
telle habitude, dès leur enfance, de prendre
chauds & bouillants les alimens liquides, qu'ils ne
peuvent les prendre différemment ?

Ils ne s'apperçoivent point que l'émail de leurs
dents s'en trouve endommagé , & les leur font
perdre beaucoup plutôt qu'ils ne devroient, ſeconde cauſe du dérangement de l'eſtomac, qui

est obligé de digérer beaucoup plus péniblement les alimens qui n'ont pu être broyés, par le défaut des dents.

En s'accoutumant ainsi aux boissons chaudes, le Médecin de la Montagne les condamne essentiellement, à cause de la transpiration forcée qu'elles occasionnent nécessairement, ce qui rend les fibres débiles, affoiblit & relâche tout le corps, & souvent ce déréglement de la transpiration ordinaire & accoutumée, marque bien mieux les commencemens des maladies, que le vice des autres fonctions.

Il désapprouve absolument tout ce qui peut tendre à diminuer ou déranger la transpiration sensible de notre corps, qui doit évacuer environ quarante onces par jour ; car plusieurs personnes dissipent en vingt-quatre heures, par la transpiration, autant qu'ils rendent en quinze jours par les selles ; mais si pendant la nuit vous avez transpiré plus qu'à l'ordinaire, moyennant que ce soit sans sueur & sans inquiétude, soyez assuré que vous êtes dans une parfaite santé. La vieillesse est une maladie, mais qui dure long-temps, si l'on entretient la transpiration libre.

Les vieillards périssent par le manque de forces pour les secrétions : car s'ils boivent plus qu'à l'ordinaire, ils urinent & transpirent moins ; le remede est de rendre l'évacuation & la transpiration égales. Ce qui tue les vieillards , c'eſt un ſang trop ſalé , l'uſage fréquent du ſexe , le froid actuel du corps , l'excès de boiſſon , celui des alimens au ſouper , la colere violente , & le trop grand exercice. Mais la tranſpiration ſenſible une fois ſupprimée , toutes les ſecrétions ſont dérangées , & ne peuvent ſe rétablir que par la tranſpiration ; l'humeur même de la goutte , toute épaiſſe qu'elle eſt , ne peut ſe diſſiper que par la tranſpiration.

Le Médecin de la Montagne recommande eſſentiellement de faire uſage de l'infuſion de Thé en lavemens , lorſqu'ils ſont ordonnés au malade , & pour cela il préfere l'infuſion de Thé verd , qui a une qualité plus émolliente. Cet Eſculape des Suiſſes a tiré encore un meilleur parti de ce préſent des Chinois , en s'en ſervant lui-même en guiſe de tabac à fumer , le recommandant ſurtout à ceux qui ſont diſpoſés à la mélancolie & aux hypocondres , leur en faiſant fumer cinq à ſix pipes par jour avec beaucoup de ſuccès , ce qui fortifie le cerveau autant que le tabac l'affoiblit. Il en a fait encore un ſirop de Thé , qu'il recommande comme devant aider aux fébrifuges ordinaires , en leur faiſant prendre une abondante infuſion de Thé , & il ne les guérit abſolument qu'en leur rendant leurs humeurs fluides & tranſpirables, par l'ufage fréquent des bains , & par des alimens humectans.

Les Chinois, au lieu d'employer les Apothi-caires pour la compofition des remedes , fe char-gent eux-mêmes de ce foin. Ils font prendre or-dinairement des pillules, qui agiffent plus fouvent par les fueurs que par les felles ; dédaignant le fe-cours des Apothicaires , ils s'étonnent même que les Européens fe repofent du principal point de leur fanté , fur des gens qui n'ont pas d'intérêt à guérir un malade , & qui s'embarraffent peu de la qualité de leurs drogues , pourvu qu'ils trouvent du profit à les vendre.

Les Médecins Chinois ont fur l'article du pouls des lumieres extraordinaires , qui tiennent du merveilleux. Ils le trouvent fufceptible d'une infinité de variations, fuivant la différence du fexe, de l'âge , de la ftature & des faifons. Cha-cun de ces états peut être diftingué par la diffé-rence de fon pouls. Chaque maladie a fon pouls différent. Dans celles du cœur , on doit confulter le pouls du poignet gauche. On s'y prend de mê-me dans celles du foie, mais le pouls doit-être examiné à la jointure du poignet avec l'os du coude. Dans les maladies de l'eftomac, il faut s'adreffer au poignet droit, & dans celles du pou-mon , à la jointure de la même main. Dans les maladies des reins , le pouls doit être confulté au deffus de la jointure vers l'extrémité du coude , du même côté que le rognon du malade.

Après avoir nommé plufieurs fortes de pouls , ils les divifent en trois claffes , qui chacune en comprennent plufieurs autres. Ils expliquent la nature de chaque pouls par des comparaifons & des images qui paroiffent fort étranges à nous autres Européens.

Les Médecins Chinois prétendent , par exemple , que le pouls fuperficiel caufe une fenfation qui reffemble à celle d'une peau de petit oignon ; que le pouls gliffant fe fait fentir comme une perle fous le doigt ; que le pouls tranchant forme une fenfation qui n'eft guere différente de celle d'un couteau avec lequel on gratte une canne de Bambou ; que le pouls variable reffemble à des pierres auxquelles on touche dans l'eau ; mais il y a quelque chofe encore de plus étrange dans l'explication que les Médecins Chinois donnent des fept pouls qui indiquent le danger de mort.

1°. Lorfque le pouls confulté le matin femble bouillir fous les doigts comme de l'eau fur un grand feu , c'eft un figne infaillible qu'il refte peu de temps à vivre.

2°. C'eft un grand figne de mort auffi prochain qu'un pouls femblable au poiffon arrêté , qui ne peut fe remuer , & qui va au fond par fa queue , fans trop de régularité.

3°. Lorſque le pouls, après avoir battu précipitamment, devient tout d'un coup lent & pareſſeux, c'eſt un ſigne de mort, mais non pas ſi prochain.

4°. Si le pouls, par la durée de ſes battemens, reſſemble en quelque ſorte à une balle de pierre ou de terre ſeche, lancée par une arbalete, les poumons & l'eſtomac ſont dans une grande diſette d'eſprit.

5°. Si le pouls reſſemble à des gouttes d'eau qui tombent dans une maiſon par quelque fente ou par quelque trou du toit, & que dans ſon retour il ſoit épars & en déſordre, comme les fils d'une corde qui ſe deſſerre, c'eſt une marque que les os ſont ſéchés juſqu'à la moëlle.

6°. Si le mouvement du pouls, à l'extrémité des deux coudes, reſſemble au pas d'une grenouille embarraſſée dans des herbes, ou à ceux d'un crapaud, la mort eſt certaine.

7°. Si la pulſation reſſemble au becquetement redoublé d'un oiſeau, il y a diſette d'eſprit dans l'eſtomac, le cœur fait mal ſes fonctions, & le ſang eſt en déſordre.

En général les Médecins Chinois ont des regles pour tâter le pouls, & en tirent des pronoſtics, ſuivant la différence des maladies. Ils ſont fort précis dans leurs déciſions, & jugent en peu d'heures du ſort de leurs malades. Ils obſervent, par exemple, que ſi le battement d'un pouls dur , qui marque du déſordre dans les rognons, reſſemble au becquetement d'un oiſeau, le patient mourra le lendemain entre neuf & dix heures du matin.

Les Médecins Chinois ne s'attribuent pas moins d'exactitude dans les prédictions qu'ils fondent ſur un certain nombre de battemens du pouls ſans interruption. Suivant la doctrine d'un ancien livre, ſi le pouls, après quarante pulſations ſucceſſives, en omet une, c'eſt un ſigne qu'une des parties nobles eſt deſtituée d'eſprits, & que le malade doit mourir quatre ans après dans le cours du printemps. Une perſonne dont le pouls bat cinquante fois ſans s'arrêter, eſt en parfaite ſanté & d'une excellente conſtitution ; mais s'il s'arrête après cinquante pulſations, les eſprits manquent dans une partie noble, & la mort eſt inévitable au bout de cinq ans. S'il s'arrête après trente battemens, il faut s'attendre à mourir trois ans après. Lorſque le pouls du poignet gauche s'enfonce, s'éleve, & s'enfonce encore après dix-neuf battemens, le corps eſt entiérement ruiné, & tous les remedes ſont inutiles. On remarque la même choſe ſur le pouls de l'extrémité du coude droit, c'eſt-à-dire, qu'après ſept pulſations égales, s'il s'enfonce & qu'il continue de s'enfoncer, ſans ſe relever de long-temps, le malade a peu d'heures à vivre. Si l'interruption arrive après deux battemens, il meurt ordinairement en deux ou trois jours. Si c'eſt après trois battemens, il peut vivre cinq ou ſix jours. Après quatre, il pourra vivre juſqu'à la fin de la ſemaine. Ce détail ſuffit pour donner quelques idées de la doctrine des Chinois ſur le pouls. L'exactitude avec laquelle ils s'attachent aux moindres circonſtances, fait connoître qu'ils ont pris beaucoup de peine à perfectionner leur ſyſtême.

Ils ne ſe trompent gueres dans la connoiſſance des maladies & dans leurs pronoſtics, lorſqu'ils ont acquis un certain degré d'expérience.

Un étranger qui n'eſt point accoutumé à leur méthode, auroit peine à s'empêcher de rire, leur voyant tâter le pouls. Après avoir appuyé quatre doigts le long de l'artere, en preſſant aſſez fort le poignet au malade, ils le relâchent par degré, juſqu'à ce que le ſang qui étoit arrêté par la preſſion, ait repris librement ſon cours. Un moment après, ils recommencent à preſſer le bras, & continuent aſſez long-temps ; enſuite, comme s'ils alloient toucher les cordes d'un inſtrument de muſique, ils levent & laiſſent tomber ſucceſſivement leurs doigts, preſſant plus ou moins fort, tantôt plus vîte, tantôt plus lente-

ment, jufqu'à ce que l'artere. réponde aux tou-
ches du Médecin & que fa force ou fa foibleffe,
fon défordre & fes autres fymptômes faffent connoître la nature de la maladie.

Ils font perfuadés que la plupart des maladies
viennent de certains vents malins & corrompus,
qui pénétrent dans les mufcles, & qui portent
un dangereux défordre dans toutes les parties
du corps. Le moyen qu'on emploie pour les
diffiper, eft d'appliquer en divers endroits des
aiguilles brûlantes ou des boutons de feu ; c'eft
leur remede ordinaire. Un Européen en ayant
un jour marqué de l'étonnement, un Chinois
lui répondit : » On vous traite en Europe avec
» le fer, (il faifoit allufion à la faignée) ici
» nous fommes martyrifés avec le feu, il n'y
» a point d'apparence que cette mode paffe
» jamais, parce que les Médecins ne fentent point
» le mal qu'ils font aux malades, & qu'ils ne
» font pas moins payés pour nous tourmenter
» que pour nous guérir.

Combien n'y a-t-il pas de pratiques de
Chirurgie en Europe auxquelles on pourroit
appliquer le difcours de ce Chinois ! Il n'en eft
pas moins vrai que cette Nation, qui a été civi-
lifée long-temps avant les Européens, a porté
quelques connoiffances à un point de perfection
étonnant : celle du pouls eft certainement du

nombre. Mais à mesure que les Médecins Chinois en ont fait une étude particuliere, notre Médecin Suiffe, le Docteur Michel Schoupack, de Langnau, dans le Canton de Berne, autrement dit le Médecin de la Montagne, faifoit une étude particuliere des urines, & par leur infpection, après une expérience de trente à quarante années, déja commencée par fon pere, il eft parvenu à connoître les maladies, leur fiege & leur caufe, & à pouvoir donner des remedes appropriés, la plupart tirés des fimples. Il a mis de côté tous les préjugés de la Médecine; &, comme les Médecins Chinois qui fe font attachés particuliérement à l'étude du pouls & à fes variations, il a trouvé dans l'infpection des urines du matin, par des comparaifons multipliées à l'infini, & par une étude fuivie, des regles fûres pour juger fainement de l'état de la perfonne qui fe préfente à lui, laquelle attend fa décifion comme celle d'un oracle. La célébrité de ce nouvel Efculape eft portée à un point étonnant. Tous les Peuples de l'Europe viennent en foule le confulter depuis quelques années. S'il eft glorieux pour lui d'avoir joint l'eftime des Nations étrangeres à la fienne, d'un autre côté fa réputation lui eft devenue tellement à charge, qu'il eft obfédé fans relâche pendant toute l'année depuis fix heures du matin jufqu'au foir, n'ayant de libres abfolument que les heures de fes repas, pas même le Dimanche, qu'il donne aux pauvres du voifinage.

Il jouit d'ailleurs d'un caractere fort gai , ayant une phyfionomie heureufe, qui infpire de la confiance à fes malades pour fes ordonnances & pour fes remedes qu'il compofe lui-même, avec le fecours de fa femme, de fes enfans & de fon gendre, qui le remplacera fans doute dans fes fonctions, lorfque la Parque cruelle viendra trancher le fil de fes jours , fans égard pour les fecours qu'il rend à l'Humanité.

Lu & Approuvé, ce 14 Août 1775, *GARDANNE.*

Vu l'Approbation, permis d'Imprimer , ce 17 Août 1775. *ALBERT.*

www.ingramcontent.com/pod-product-compliance
Ingram Content Group UK Ltd.
Pitfield, Milton Keynes, MK11 3LW, UK
UKHW020000130726
13694UKWH00005B/1987